LA DYSPEPSIE

AUX

EAUX SULFUREUSES

PAR

LE Dr SÉNAC-LAGRANGE.

ANCIEN INTERNE DES HÔPITAUX DE PARIS,
MÉDECIN CONSULTANT AUX EAUX DE CAUTERETS, ETC.

Extrait des Annales de la Société d'hydrologie
médicale de Paris, t. XXII.

PARIS

GERMER-BAILLIÈRE, LIBRAIRE-ÉDITEUR

Rue Rotrou, 2.

1877

LA DYSPEPSIE

AUX

EAUX SULFUREUSES

Il en est de la dyspepsie, ce qu'il en a été de la variété symptomatique d'une maladie générale, l'idée en a été modifiée d'une façon identique à travers les temps, suivant qu'une analyse étroite en a séparé les phénomènes, ou qu'une synthèse rigoureuse les a réunis. Tout d'abord s'est manifestée la tendance à la division de la dyspepsie. GALIEN appelle bradypepsie la simple faiblesse de la digestion, apepsie l'absence complète de la digestion..... — PINEL fait l'histoire détaillée de la cardialgie, de la gastrodynie, du pyrosis, du vomissement, du pica, de la boulimie.

CULLEN manifeste un retour vers l'unité de la maladie. Il range en effet dans une seule et même maladie, qu'il nomme dyspepsie, le défaut d'appétit, le dégoût, le vomissement, les distensions subites et passagères de l'estomac, les rapports de différents genres, une chaleur brûlante vers le cœur, des douleurs dans la région de l'estomac et la constipation qui se rencontrent fréquemment chez la même personne. Mais il décrit à part et loin de la dyspepsie, le pyrosis ou fer chaud.

Broussais fait bien une unité pathologique de toutes les altérations fonctionnelles de l'estomac, mais cette unité est, pour lui, toujours constituée par l'inflammation de la membrane muqueuse, inflammation tributaire des antiphlogistiques.

Bientôt l'observation de cas nombreux guéris par les toniques, et où dominait le symptôme douleur, donna naissance aux gastralgies.

La gastralgie ne désignant pas les lésions indolentes de l'acte digestif, Chomel rappela le mot dyspepsie, mais il fit la dyspepsie flatulente, gastralgique, boulimique, acide et alcaline, pour désigner des prédominances symptomatiques, cependant il reconnaît des symptômes généraux ou sympathiques à la dyspepsie, céphalalgie, somnolence, insomnie, palpitations, dyspnée, diminution des forces...

Plus tard, Beau complète le champ de la dyspepsie, en étudiant les altérations du sang, et notamment l'anémie qui en résulte.

La plupart des auteurs, pour ne pas dire tous, n'envisagent que les causes accidentelles de la dyspepsie et ne l'étudient que comme un accident, une maladie aiguë. A peine quelques-uns l'ont-ils envisagée parfois sous le nom de dyspepsie idiopathique. C'est depuis que es maladies chroniques sont mieux connues, que la dyspepsie, conçue dans ce sens, a pu être entrevue. Tributaire par excellence des eaux minérales, qui sont la médication des affections chroniques, c'est à la pratique de ces eaux qu'est due la connaissance intime de a nature de la maladie. Non pas que la dyspepsie ne puisse être autre que constitutionnelle ; elle peut être accidentelle, mais alors elle est surtout isolée, reçoit avec intensité l'influence de causes secondaires, faciles à saisir, et acquiert une marche sinon aiguë, du moins la moins chronique.

Etant données des manifestations générales de même nature, la dyspepsie peut être sympathique de ces manifestations. Ainsi, nous trouvons dans nos notes une femme de 40 ans, éminemment arthritique, anciennement paraplégique, avec trois récidives de plaques psoriasiques, rendant de la gravelle, subissant un prurigo formicans de la vulve avec congestion ovarienne, qui, à la suite de ces phénomènes, présenta comme symptômes dyspeptiques, de l'anorexie avec irrégularité, besoins faux d'aliments, douleurs d'estomac, nausées, constipation, etc. L'amélioration de l'appétit coïncida avec la disparition des squames, le recouvrement du sommeil, le redressement des forces. La médication devenant perturbatrice par l'emploi de demi-bains et douches écossaisses, la boisson minérale provoqua à deux reprises un embarras gastrique, suivi après quelques jours d'un retour à l'état normal.

Que la dyspepsie soit sympathique de manifestations arthritriques, ou manifestation arthritique elle-même, c'est toujours par les mêmes procédés que la nature arrive à la guérison. Il n'entre point dans notre plan de décrire toutes les formes symptomatiques que la dyspepsie peut revêtir et qui varient à l'infini. Nous ne citerons que celles plus communes et plus générales, dont l'ensemble symptomatique est mieux à même de faire ressortir l'action thérapeutique.

Au milieu de symptômes atoniques marqués par de l'anorexie, un sentiment de lourdeur, surgissent des crises douloureuses. Ce sont des sensations de vrilles, de coups de lances qui se répètent à intervalles rapprochés, et pendant ce temps, il se produit une paralysie vaso-motrice des vaisseaux de la région. Les vaisseaux gastriques battent largement, soulèvent le doigt, sont en un mot le siège de vraies palpitations (dyscrasie veineuse des Allemands). Coïncidant avec, s'observe une névralgie oculaire, céphalique, et si cet état dure, il n'est pas rare qu'une fonction ne soit pas perturbée au loin et secondairement : là est le plus souvent le point de départ du catarrhe utérin. D'autres fois, en même temps que la sensibilité particulière de l'organe est affectée, la sécrétion physiologique est troublée dans sa quantité. Le matin, sont rendues ces mucosités gommeuses qui ont reçu le nom de pituite. L'appétit peut être bon, exagéré même, et les aliments n'être tolérés qu'en second lieu. Un de nos malades ne pouvait faire un bon repas qu'après avoir rendu son potage. Chez d'autres, la plénitude de l'estomac provoque le rejet d'une portion alimentaire qui semblerait être la surcharge, à peu près comme il arrive aux gros mangeurs.

Un de nos amis ressentait assez l'influence de la température pour n'avoir des accès de gastralgie qu'en été, et dans un sens opposé, le froid après les repas troublait la digestion. Le même ne pouvait digérer d'aliments gras ; d'autres ne peuvent supporter les féculents, et les pâtes impressionnent péniblement l'estomac.

Quelque variés que soient les symptômes, ils n'ont qu'une valeur relative et se dérobent derrière la question de nature. Aussi y a-t-il bien plus à considérer les rapports de la dyspepsie avec des manifestations de même genre, que les symptômes en eux-mêmes, passibles en général d'une médication commune.

Il est rare que la dyspepsie se montre comme le fait

primitif d'un état général, et, sans poser rien d'absolu,
on peut dire que les manifestations constitutionnelles
n'envahissent l'individu que de l'extérieur à l'intérieur,
en prenant d'abord les organes les moins élevés et ne
descendant aux systèmes que peu à peu. Ainsi, le pre-
mier acte d'un arthritique sera une angine granuleuse,
une névralgie sciatique, de l'arthralgie, des douleurs
rhumatoïdes musculaires, le deuxième acte pourra être
soit l'un de ces accidents mentionnés, soit une manifestation hémorrhoïdaire, le troisième sera une bron-
chite à marche longue, coupée de crises asthmatiques,
puis viendra une dyspepsie.

Mais si l'état constitutionnel est très accusé hérédi-
tairement, l'asthme ou la dyspepsie peuvent être des
manifestations du début.

Comment opère la nature pour concevoir la guérison?
L'observation apprend que c'est tantôt à froid, sans
réveiller pas plus les sympathies générales que la vitalité locale, ce qui n'empêche pas plus l'action recons-
tituante générale et l'action tonique locale, ou substitutive. Mais cette action substitutive s'obtient par divers
moyens. « Un jeune homme était porteur de plusieurs
manifestations arthritiques, angine granuleuse, hémor-
rhoïdes et dyspepsie. Celle-ci portait comme symptômes de l'anorexie, du ballonnement d'estomac, pesan-
teur, etc., et une certaine facilité diarrhéique. Des do-
ses modérées d'eau furent données, des douches tièdes
s'y ajoutèrent, le gonflement stomacal disparut le hui-
tième jour, la médication minérale développa un léger
mouvement diarrhéique qui persista quinze jours et fut
suivi de guérison. » Ainsi, dans ce cas, la médication n'a
fait que développer dans une plus forte mesure une
fluxion dont la facilité faisait la caractéristique presque

de la maladie. L'action a été substitutive fluxionnante.

La même action substitutive se poursuit d'autres fois sous forme d'excitation et d'embarras gastrique, bouche amère, pâteuse, nausées, etc. En place d'insomnie, on observe de l'agitation, rêvasseries, cauchemar, jusqu'à ce que les forces se relevant et après la restitution de l'acte nutritif, les actes normaux aient été récupérés tant par les actions topiques locales que par les actions générales. Il est impossible, du reste, de rien prévoir de l'action locale de l'eau minérale. Ici, elle entraîne un mouvement diarrhéique; là où une fluxion diarrhéique existait au contraire, quelques verrées d'eau seules ou unies à quelques bains généraux, arrêtent la fluxion. C'est ce qu'il nous a été donné d'observer chez un malade de 60 ans, habitué à vivre depuis longtemps avec une diarrhée rebelle à toute médication.

L'eau minérale a quelquefois besoin d'une action complémentaire. Un purgatif léger, en faisant disparaître l'embarras gastrique provoqué par la médication, peut mettre fin à une dyspepsie.

Il n'y a pas de maladies, il n'y a que des malades, a-t-on dit avec raison. Aussi peut-on dire, il n'y a pas de dyspepsie, il n'y a que des dyspeptiques. Tel verra disparaître sa dyspepsie en entier par les procédés de la nature indiqués, un autre n'observera de par les eaux que la disparition d'un symptôme, le pyrosis par exemple. Chez un troisième, tous les symptômes persisteront, lourdeur stomacale, ballonnement de l'organe, etc., puis soudain sous l'influence soit d'une variation de la température comme il en existe dans les montagnes, soit par l'effet de l'eau minérale, un mouvement aigu survient, crampes, diarrhée avec coliques, etc., qui est suivi de la disparition de tous les symptômes.

On peut avoir à observer la dyspepsie comme manifestation arthritique, avec des phénomènes douteux du côté des poumons. Certaines manifestations tuberculeuses de l'organe commencent même par la dyspepsie, qui acquiert de ce fait un caractère de fixité particulière. Aussi peut-on augurer de la disparition de certains signes particuliers (craquements, râles sous-crépitants), quand on voit la dyspepsie s'atténuer ou disparaître, tandis qu'on peut craindre une évolution ultérieure de tubercules devant une dyspepsie rebelle.

Il est des personnes pour qui les troubles dyspeptiques consistent en bouffées de chaleur, développement gazeux abdominal, etc., et chez lesquels ces troubles et d'autres de même nature disparaissent en dehors de toute médication, après une modification générale organique, comme celle par exemple qui suit le retour d'âge.

La variété symptomatique de la dyspepsie accusant une sensibilité particulière, il n'est point étonnant que cette sensibilité viscérale particulière fasse ressentir des différences légères de sources et en fasse la vraie séparation. C'est ainsi que la source de Mauhourat à Cauterêts, moins riche en sulfure de sodium que les autres sources, convient mieux à la moyenne des estomacs dyspeptiques, mais on peut observer des dyspepsies améliorées par les sources la Raillère, César, Le Bois, etc. Sous peine donc d'entrer dans les errements de l'homœopathie, il convient d'affirmer que ce qui fait la différence des sources est plus la sensibilité viscérale organique éveillée au contact de ces sources, que quelques millièmes en plus ou en moins d'éléments minéraux.

La dyspepsie n'est pas toujours stomacale. On peut sans doute enregistrer la constipation comme accompagnant les troubles de l'estomac, mais souvent ce symptôme devient l'important. Nous avons observé une fois la constipation se dissiper par la médication alcaline aux repas.

En outre, souvent les digestions stomacales sont bonnes, mais deux à trois heures après les repas, les troubles intestinaux apparaissent, développement gazeux, diarrhée, etc.

Si l'action locale de l'eau est souvent indifférente, souvent aussi elle produit chez les enfants, les personnes névropathiques, après quelques jours, des crampes d'estomac qui surviennent par crises et ont besoin d'une médication artificielle.

Les coliques sèches ne sont pas les seules que développe l'eau minérale. Son usage développe des fluxions intestinales répétées, à forme dysentérique.

Une période de saturation, en outre des phénomènes d'embarras des voies supérieures, s'accompagne aussi d'un mouvement diarrhéique qui se continue et s'augmente sous le coup de l'eau minérale, s'affaiblit et disparaît dans les conditions opposées.

Les conditions nouvelles d'altitude, d'aménagement, d'air, d'alimentation, etc., font aussi que les nouveaux arrivants sont tributaires d'une fluxion séreuse qui, le plus souvent, passe d'elle-même et que, pour ce motif, tout remède excentrique peut guérir.

Il y a en général subordination des symptômes à l'état général, mais souvent aussi subordination d'un symptôme à un ensemble d'autres symptômes. Que de vertiges, que de signes cérébraux simulant la congestion, l'apoplexie même, qui ne sont autres que des phénomènes secondaires de la dyspepsie, et qui disparaissent ou s'atténuent avec la guérison ou l'amélioration de la dyspepsie elle-même. Ces vertiges arrivent tantôt spontanément, tantôt ont besoin pour apparaître de la transition du froid au chaud.

L'insomnie est elle-même le phénomène le plus commun de la dyspepsie.

Sans mentionner toutes les coïncidences et rapports de la dyspepsie avec d'autres phénomènes, il est nécessaire d'avancer que la congestion étant un des actes morbides de l'arthritisme, cet état général maintient les lésions inflammatoires, en prolonge la durée ou agit comme une cause prédisposante. Nous avons eu à soigner, cette année, un malade sujet aux pneumonies, qui venait à Cauterêts provoquer la résolution de la dernière. C'était un dyspeptique endurci qui guérit et sa dyspepsie et sa pneumonie.

Nous n'avons jusqu'ici parlé que de l'action topique de l'eau minérale sur l'estomac, paraissant par conséquent isoler cette action des actions générales communes. Il n'en est rien cependant : nous avons noté comme effet général le redressement des forces, et cet effet se poursuit parfois sans une amélioration bien évidente dans les symptômes dyspeptiques ; mais dès que ce remontement de forces est acquis, les symptômes dyspeptiques s'épuisent rapidement. D'autres fois, l'amélioration de la dyspepsie et la récupération des forces sont des phénomènes corrélatifs. Quand l'état des forces n'est pas atteint, l'action thérapeutique est surtout une action locale.

De ce que l'action de l'eau minérale sur l'estomac apparaît seule, il ne s'ensuit pas que les actions partielles ou générales ne s'exercent pas, seulement elles ne sont point senties et n'entraînent pas d'impression cérébrale correspondante. Il est cependant permis d'assister quel-

quefois à une action complexe se portant sur plusieurs
systèmes. Un jeune officier de 26 ans, qui s'est présenté
à nous, était porteur de plusieurs manifestations arthritiques, arthralgie, dyspepsie consistant en lourdeur
des digestions, productions de gaz, etc. La médication
minérale produisit de l'excitation cérébrale (insomnie
rêves, cauchemars), et [la fonction urinaire se trouva
excitée. Le redressement des forces s'ensuivit, et, dans
l'espace de huit jours, la dyspepsie avait disparu. Sans
doute, dans ce cas, il y a eu des actions particulières
sur les tissus et les systèmes, mais ces actions particulières se sont augmentées des actions sympathiques des
systèmes les uns sur les autres. L'excitation cérébrale,
développée dans des limites régulières, a entraîné la
tonicité du système cérébro-spinal, et on sait l'influence
des nerfs cérébro-rachidiens et du système nerveux
sur la vitalité des tissus et le fonctionnement des systèmes. L'excitation de la fonction urinaire n'a-t-elle pas
réagi à son tour sur la nutrition générale dont elle a
précipité un des actes, la désassimilation. Aussi l'appétit avait-il augmenté dans des proportions considérables.

Mais l'état constitutionnel général n'est pas toujours
simple, les états généraux se compliquent le plus souvent, et rien de plus commun, par exemple, que l'union
de la scrofule et du rhumatisme; mais un de ces états,
en général, domine l'autre. Il arrive alors que pour un
accident scrofuleux apparaissent plusieurs manifestations arthritiques; des accidents cutanés peuvent
revêtir le caractère de l'un et de l'autre; on observera,
par exemple, un eczéma sec avec quelques vésico-pus-
tules d'impétigo. Dans les mêmes conditions, l'état
anatomique du pharynx peut aussi réfléchir la scrofule
(muqueuse épaisse avec points plus hypertrophiés en-

core) et du spasme arthritique subsister dans les parois musculaires.

En quelques cas, la manifestation dyspeptique est peu de chose; en place des manifestations parenchymateuses, cœur ou rein, elle ne sert qu'à accuser la nature de l'affection. Des placards d'eczéma, un peu de dyspepsie serviront à porter le diagnostic d'arthritisme du rein, néphrite interstitielle chronique, si l'on observe des complications cardiaques d'abord, et dans l'analyse de l'urine quelques tubuli, quelques globules blancs, quelques globules sanguins, rouges ou graisseux, la présence de l'albumine et une abondance particulière de l'urine.

Ce serait parcourir le champ de toute la pathologie que de décrire les manifestations arthritiques que la dyspepsie peut compliquer. Il n'est pas de tissu, il n'est pas de système qui ne puisse recevoir les atteintes de cet état général (système nerveux, paralysies diverses....., système circulatoire, athérome, apoplexie des organes, des parenchymes, viscères.....).

Nous avons parlé de ces dyspepsies symptomatiques de la tuberculose et de ces manifestations arthritiques survenant comme antagonistes de la maladie du poumon. Les tuberculeux de cette nature peuvent donner naissance à des dyspeptiques, et ces dyspepsies recevoir un effet des eaux identique à ceux que nous avons mentionnés.

Après ce que nous avons dit des rapports de la dyspepsie avec des manifestations de même nature, comme coexistence, succession et cessation spontanée, comment ne pas admettre une cause, une origine toujours constitutionnelle? Que deviennent, auprès de ces faits, les causes mentionnées et recherchées par les auteurs parmi les ingesta, les circumfusa, gesta, etc.? Des causes de second ordre qui peuvent bien, chez certains, agir comme des accidents, mais ne peuvent s'élever au rang de cause première, qui peuvent s'ajouter comme cause occasionnelle à la cause primitive générale, mais ne peuvent se substituer à celle-ci. Et de fait, comment comprendre dans ce cas, que des causes matérielles physiques, agissant et persistant comme modificatrices des tissus, donnent lieu à des lésions qui disparaissent aussi subitement qu'elles ont apparu. Il y a dans le mode d'action des causes et des effets, une contradiction absolue qui repousse de pareilles compréhensions. Si la dyspepsie accidentelle donc existe et peut exister, il est plus vrai d'ajouter qu'eu égard à l'influence des causes, la dyspepsie constitutionnelle se rattachant à un état général arthritique est la règle au lieu de l'exception, et doit rentrer dans le cadre nosologique dont elle a été exclue jusqu'à ce jour.

Je ne crois pas pouvoir mieux faire, en finissant cet article, que de confirmer, de l'autorité de M. PIDOUX, le jugement qui se dégage de l'observation et de l'interprétation des faits. « Les grandes diathèses, dit M. Pidoux, quand elles s'altèrent, s'affaiblissent par le temps ou le croisement ; quand elles ne vont pas aux maladies organiques, elles ne peuvent aller qu'aux phlegmasies chroniques, aux névroses et aux névralgies internes et externes, aux catarrhes, aux flux, enfin à une foule de maladies indéterminées, composées de tous ces éléments : nerveux, congestif, diacrisique, séparés ou combinés et alternant entre eux. Ces affections, singulièrement variées et sans limite dans leur diversité, se rapportent à l'herpétisme. Ces divers éléments se rencontrent dans l'estomac du dyspeptique, qui offre à tout moment des alternatives de gastrite chronique, de gastralgie, d'état saburral, de vomissements, de boulimie, de flatulence, de pyrosis, d'état normal, de sympathies douloureuses très-diverses, d'hypochondrie et de retour à l'état normal. Un herpétique sera dix ans bronchitique, cinq ou six ans angineux, quinze ans dyspeptique, plus tard ou plus tôt névralgique, porteur d'autres affections cutanées, et, par temps, représentant simultanément des échantillons de tous ces groupes symptomatiques réunis, lesquels ont tous un air de famille impossible à méconnaître. »

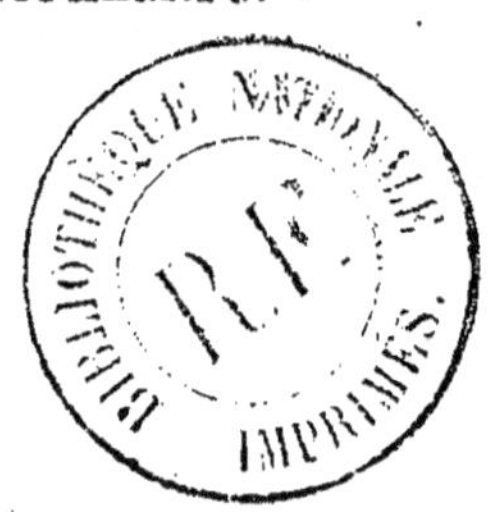

Paris — Typ. A. Parent, rue Monsieur-le-Prince, 31.